" Les Actualités Thérapeutiques "
(COLLECTION)

TRAITEMENT DE LA CHORÉE

PAR LE

Dr ANDRÉ COLLIN

Chef de clinique adjoint à la Faculté de Paris

PRIX : 1 FRANC

LIBRAIRIE O. BERTHIER. EMILE BOUGAULT, Succ^r
77, BOULEVARD SAINT-GERMAIN
PARIS

" Les Actualités Thérapeutiques "
(COLLECTION)

TRAITEMENT

DE LA CHORÉE

PAR LE

Dr ANDRÉ COLLIN

Chef de clinique adjoint à la Faculté de Paris

PRIX : **1** FRANC

LIBRAIRIE O. BERTHIER, EMILE BOUGAULT, Succ^r

77, BOULEVARD SAINT-GERMAIN

PARIS

TRAITEMENT DE LA CHORÉE

La multiplicité et la diversité des traitements proposés pour la chorée surprennent au premier abord surtout lorsqu'on lit les observations qui démontrent que ces traitement si différents furent également efficaces : Ici une chorée rebelle cède à quelques pratiques hypnotiques, ici le salvarsan et le néosalvarsan ont seuls raison d'une chorée de longue durée, là enfin tous les traitements échouent, la maladie est à marche progressive et rapide, à issue fatale.

Il nous semble que, pour aborder utilement le problème de la thérapeutique de la chorée nous devons nous en tenir à l'étude de la chorée de Sydenham, maladie organique relevant chez *certains prédisposés* de causes infectieuses multiples et dont la symptomatologie dénote des troubles organiques du système nerveux.

Il nous est ainsi permis de ne point tenir compte dans la thérapeutique, des chorées qui obéissent à la seule suggestion et qui ne sont guère que des mouvements désordonnés de prédisposés, de névropathes, d'hystériques ; dans ce cas, les mouvements choréiques alternent avec les tics, la marche de la maladie échappe à toute règle, l'enfant présente des mouvements choréiformes pendant huit jours, quinze jours, un an ; il y a des périodes d'accalmie, des récidives. On trouve au malade une hérédité très chargée, l'infection accidentelle paraît ne pas devoir être mise en cause.

On conçoit dans ces cas que les traitements les plus anodins, que la psychothérapie, que la suggestion puissent obtenir d'heureux effets. Ceux-ci ne sont point de longue durée et, avec ou sans prétexte le petit malade recommencera bientôt à traverser une période où des mouvements divers sous forme de tics ou de chorée, le tiendront à l'écart de l'école.

Si les médications habituellement mises en usage chez les né-

★

vropathes constitutionnels doivent être instituées ici d'une façon régulière et qu'au moment des incidents nerveux, on doive avoir recours à l'hydrothérapie sous toutes ses formes, aux calmants du système nerveux, il est de première importance de savoir que chez ces enfants, la contagion par l'exemple, est toujours à craindre. Il faudra éviter que ces petits sujets à hérédité nerveuse chargée, ne soient mis en contact avec d'autres enfants porteurs, eux aussi, de tares héréditaires et dont la psychonévropathie se traduira par les myoclonies les plus diverses.

La suggestibilité normale à l'enfant est toujours exagérée chez ceux qui sont atteints de tics et de chorées variables.

Il arrive même que, dans les chorées de Sydenham les plus franches, la part prépondérante prise par le terrain sur lequel évolue la maladie, soit facilement mise en évidence par ce fait que, des enfants dûment guéris, se reprennent à s'agiter d'une façon choréiforme à la vue d'autres enfants atteints de myoclonies diverses. Ces exemples sont connus et le souvenir d'un état pathologique fait souvent récidiver le symptôme, la cause étant éteinte : le tic coqueluchoïde nous offre un exemple très net de cette possibilité.

Le nom de chorée a répondu aussi à la symptomatologie sévère de maladies infectieuses du névraxe à marche rapide, souvent fébriles évoluant en quatre, sept, neuf jours, se terminant par la mort. C'est la *chorée de Dubini*.

Ici, devant la cause grave qui produit cette maladie heureusement rare, notre thérapeutique est désarmée. Il faudra se contenter des calmants ordinairement usités. On pourra rendre moins pénibles au malade les heures qui lui restent à vivre. C'est une thérapeutique uniquement palliative.

Il n'est plus à démontrer que la *chorée de Sydenham* dont nous nous occuperons exclusivement au point de vue thérapeutique est une maladie organique. Il importe donc que le médecin pose avec précision le diagnostic de chorée de Sydenham et si nous insistons, dans une revue générale de thérapeutique sur l'importance qu'il y a à faire le diagnostic exact, c'est que les remèdes ne seront efficaces que si l'examen clinique bien fait prouve que l'on est en présence d'une chorée de Sydenham, maladie organique de longue évolution, de pronostic en général bénin.

On recherchera, avant de commencer tout traitement l'hypotonie musculaire d'où dérivent la majorité des signes connus sous le nom de signe de la pronation, signe de la main, etc. La syncinésie est plus marquée du côté malade et le signe de Babinski existe de ce côté fréquemment.

Les symptômes d'incoordination ne démontrent pas que la chorée soit une maladie organique, ils tiennent à la nature même du symptôme qui provoque de l'arythmie musculaire.

Nous sommes donc en présence d'une maladie organique consécutive à une infection chez des prédisposés. Le traitement dépendra de la forme clinique de la maladie. Nous diviserons notre étude en :

A) *Formes légères ;*
B) *Formes moyennes ;*
C) *Formes graves ;*

Nous parlerons ensuite du traitement spécial à chacune des complications.

Formes légères.

Ces formes guérissent seules bien souvent et certains médecins laissent les malades vaquer à leurs occupations.

On se contente alors de donner un régime alimentaire dans lequel les albuminoïdes tiennent moins de place. On donne des laxatifs plus fréquents, on évite aux enfants les émotions à l'occasion desquelles les mouvements pathologiques peuvent s'exagérer. Certains auteurs conseillent de rééduquer la motricité en appelant l'attention du malade sur les mouvements désordonnés auxquels il se livre ; ceci nous paraît, sinon nuisible, du moins superflu ; nuisible : le fait d'attirer l'attention sur un état pathologique ayant une importance que la négation contenue dans la phrase ne peut détruire ; superflu : puisqu'il s'agit d'un état organique si léger soit-il sur lequel la volonté imposée par autrui ne semble pas pouvoir agir.

Pourtant cette rééducation, nuisible au début, pourra rendre des services, si cette agitation tend à devenir habituelle.

Nous croyons plus prudent d'instituer un régime et de commencer par mettre les enfants au lit ainsi que le préconise Comby.Le repos sera le premier et le meilleur moyen thérapeutique, on y associera l'hydrothérapie avec mesure : l'enfant sera enveloppé tous les matins pendant une demi-heure dans un drap mouillé. Enfin, le lait, les légumes et les fruits cuits tiendront la plus grande place dans son alimentation.

Dans ces formes, la médication est toute externe, la médication interne devant être réservée aux formes plus sérieuses.

Formes moyennes.

Les formes d'intensité moyenne sont de beaucoup les plus fréquentes.

TRAITEMENT PHYSIQUE.

Les moyens de traitement physique ne tiennent plus ici la première place mais ils sont un précieux adjuvant de la médication interne, surtout pendant les chaleurs estivales où tout traitement médical est mal supporté.

Hollopeter ramène la durée de la chorée de trois mois à six semaines, par la balnéation prolongée.

Barbier considérant cette maladie comme une manifestation tuberculeuse institue la cure d'air et donne une alimentation rationnelle.

Certaines de ces médications ont été à peu près abandonnées ; c'est ainsi que les *pulvérisations d'éther* sur la colonne vertébrale ne sont plus fort en usage encore que quelques auteurs, américains notamment, reconnaissent leur devoir d'incontestables succès.

L'électricité a été employée sous toutes ses formes, nous ne croyons pas que son action puisse être d'un grand secours dans l'arsenal thérapeutique de la chorée. On a appliqué de fortes étincelles d'électricité statique sur la colonne vertébrale. Duchenne a pratiqué la faradisation musculaire; Beckerel et Briquet la faradisation cutanée et même la fustigation électrique ; l'extrême douleur occasionnée par ce traitement sans aucune efficacité, obligeait souvent l'opérateur à avoir recours au chloroforme pour mener à bien la suite de l'opération (Hammond). Les courants continus enfin, et notamment les courants ascendants appliqués sur la moelle seule ou sur la moelle et les membres doivent suivant certains auteurs, revendiquer leur part de succès.

TRAITEMENT MÉDICAMENTEUX.

L'arsenal médicamenteux est riche contre la chorée et le médecin n'aura qu'à choisir, mais ce choix devra être judicieux car les médicaments employés ne sont pas tous également efficaces et ne sont pas tous d'une innocuité absolue.

On a préconisé le *ranadate de soude* à la dose de 1 à 6 milligrammes par jour et par doses progressivement croissantes, la *cyrogénine* à la dose de 50 centigrammes par jour.

Les rapports si fréquents de la chorée et du rhumatisme articulaire aigu devaient amener les médecins à appliquer à celle-là les médicaments spécifiques de celui-ci. Il ne nous semble pas que les résultats aient été très encourageants. Bien que l'on ait donné le *salycilate de soude* à fortes doses, (3, 5, 7 grammes), on n'a pu noter de diminution dans le nombre où l'amplitude des mouvements choréiques, et cette médication n'est actuellement plus usitée. Ces divers médicaments ont été à peu près abandonnés en faveur de l'antipyrine et de l'arsenic.

Si tout le le monde est d'accord pour reconnaître l'efficacité de ces produits il n'en est pas de même en ce qui concerne les doses ou les formes sous lesquelles on les prescrira.

L'antipyrine, selon Comby doit être donnée à la dose de 0 gr. 50 centigrammes par année d'âge, Babonneix donne aussi cette dose mais non pas d'emblée, il augmente, puis diminue progressivement.

Pour un enfants de 8 à 10 ans, il conseille de commencer par 2 grammes et d'aller jusqu'à 4 ou 5 grammes puis de diminuer.

Weill de Lyon trouve ces doses trop élevées et, en aucun cas ne dépasse 4 grammes chez un enfant de 12 ou 13 ans.

Comby donne les formules suivantes :

    1° Antipyrine .... 10 grammes
       Sirop simple .... 190 grammes
       Alcoolat de menthe .... 1 gramme

ou bien 2° :

    Antipyrine .... 10 grammes
    Extrait de réglisse ....)
    Glycérine ....) àà 15 grammes
    Eau distillée ....q.s. pour faire 150 c.c.

une cuillerée à soupe toutes les 3 ou 4 heures chez un enfant de 12 ans (une cuillerée à soupe contient 1 gramme de solution active).

Si l'enfant doit réagir d'une façon excessive à la toxicité du médicament, on en sera prévenu de suite, car dès le premier jour l'éruption médicamenteuse caractéristique, les bourdonnements d'oreille, la céphalée parfois des vomissements commanderont d'interrompre le traitement mal supporté. Comby signale aussi une diminution des urines qui peut aller jusqu'à l'anurie et de l'hémoglobinurie ; on met, dit-il le malade à l'abri de tous ces accidents en le faisant boire abondamment et en instituant le régime lacté.

Weill, en donnant des doses moins fortes, n'a jamais eu avec l'antipyrine d'autre inconvénient que des éruptions qui d'ailleurs disparaissent malgré la continuation de l'antipyrine.

Lorsque ce médicament est bien supporté, on observe, en général dès le septième jour une diminution dans l'amplitude des mouvements puis, peu à peu les instants de repos se prolongent, les muscles se contractent par accès de plus en plus espacés. Il faut se garder à ce moment de diminuer l'intensité de la médication car les mouvements pourraient redevenir aussi violents qu'au début de la maladie. Encore quelques jours de persévérance et, vers le 10e ou le 15e jour le malade est guéri.

« Si la chorée résiste à l'antipyrine dit Comby, il ne faut pas s'obstiner : on laissera reposer l'enfant puis on le traitera par l'arsenic et la guérison ne se fera pas attendre. »

L'arsenic est, en effet le traitement le plus en faveur dans les cas où la chorée se prolonge. La médication arsenicale vantée par Gillette, Grégory, Ronberg, Dieudonné, Bourguignon, etc., tomba, pendant un certain temps en désuétude. Siredey, Bouchut, Archambault, l'ont remise en faveur.

Tous les composés de l'arsenic ne jouissent pas d'une efficacité et d'une innocuité égales.

L'arséniate de soude, recommandé par Cadet de Gassicourt (1 à 10 milligrammes par jour) est peu employé parce qu'on le trouve généralement peu actif.

La *liqueur de Fowler* est à peu près délaissée parce qu'on redoute sa toxicité même à doses infimes : elle peut provoquer des éruptions, des névrites, de la paralysie des extenseurs, des vomissements de la diarrhée, de l'œdème des paupières.

L'*arrhénal*, employé par Weill semble donner de bons résultats. Il prescrit des doses progressivement croissantes de 3 centigrammes à 10 centigrammes.

Les deux composés arsenicaux le plus en faveur sont le cacodylate de soude et la liqueur de Boudin.

Le *cacodylate de soude*, donné par la voie stomacale outre le désagrément de l'odeur alliacée qu'il répand peut provoquer des douleurs épigastriques, de la diarrhée, de l'albuminurie. Mais tous ces accidents disparaissent si le médicament est injecté sous la peau.

L'innocuité absolue du *cacodylate de soude en injections hypo dermiques* a été reconnue et démontrée par Gautier, Renaut, Grasset, Morisset. On injectera de 2 à 4 centigrammes par jour.

La *liqueur de Boudin* est une solution aqueuse d'acide arsénieux à 1 pour 1.000. Un gramme de cette liqueur renferme donc un milligramme d'acide arsénieux. C'est sous cette forme que Siredey, Comby, Marfan, prescrivent l'arsenic. On débute par 5 grammes de liqueur par jour (5 milligrammes d'acide arsénieux), et on élève progressivement la dose jusqu'à 20 ou 25 grammes de liqueur par jour (20 à 25 milligr. d'acide arsénieux).

Comby conseille de commencer par des doses déjà fortes et d'aller rapidement jusqu'à un commencement d'intoxication pour diminuer ensuite progressivement. La guérison survient alors très rapidement.

Ce traitement, très efficace n'est pas sans danger. Une dose de 5 à 10 milligr. par jour d'acide arsénieux est bien supportée; c'est même un excitant de la digestion par le calme qu'il apporte à l'éréthisme circulatoire et calorifique ainsi qu'il résulte des observations de Trousseau et Pidoux, Moutard-Martin, Hérard, etc. Mais des doses de 20 et 25 milligrammes peuvent déterminer, outre les phénomènes ordinaires d'intoxication des lésions rénales, des altérations sanguines. Pilliot rapporte même dans sa thèse un cas de mort par ce mode de traitement.

Il faudra, de toute nécessité, en même temps que l'on instituera le traitement mettre l'enfant au régime lacté absolu.

Mélangé aux matières grasses, spécialement au beurre, l'acide arsénieux est mieux toléré ainsi qu'il résulte des observations cliniques de Weill, de Pilliot et de Lucien Lévy et des expériences faites sur le chien par Delpeuch et Chapuis qui ont montré que le médicament est absorbé d'une façon plus lente et plus régulière.

Lucien Lévy, dans sa thèse donne le mode de préparation du *beurre arsenical :*

Prendre une quantité connue d'acide arsénieux, celle qui sera administrée pendant le cours du traitement, soit 0 gr. 18. Ajouter 3 gr. 60 de chlorure de sodium et mélanger d'une façon parfaitement uniforme. Le sel est destiné à rendre le beurre plus agréable au goût et surtout à rendre l'erreur plus petite en la divisant sur un poids plus grand dans les pesées successives que l'on devra faire.

Peser successivement de ce mélange 0 gr. 105 mil., 0 gr. 210 milligrammes, 0 gr. 315 mil., 0 gr. 420 mil., 0 gr. 525 mil., 0 gr. 630 mil., redescendre ensuite par une courbe inverse à 0 gr. 105 mil. Chacune de ces quantités du mélange sera triturée en temps opportun dans 10 grammes de beurre frais.

Le beurre arsenical donné sur du pain en tartines est très bien accepté par les enfants. Il ne faut jamais le donner à jeun, car il pourrait y avoir de l'intolérance alors que la tolérance est parfaite en le donnant au cours du repas de préférence vers la fin. Le médicament ne sera donné qu'une fois tous les deux jours selon les conseils de Weill.

Le beurre arsenical moins dangereux que les autres composés arsenicaux guérit aussi moins rapidement les malades : 25 à 30 jours au moins sont nécessaires ; du moins, les enfants retrouvent-ils leur appétit et engraissent-ils rapidement.

De nouvelles publications ont montré l'intérêt qu'il y aurait à traiter la chorée par les méthodes arsenicales récentes. Ce que nous savons des bienfaits de l'arsenic sous toutes ses formes explique que l'on ait pu penser à appliquer le traitement par le *salvarsan et le néosalvarsan.*

Les résultats, d'après Talent, ont, paraît-il, été encourageants. L'injection intraveineuse de néosalvarsan est la méthode de choix; les doses seraient de 30 à 45 centigrammes et les injections doivent être pratiquées toutes les semaines. La guérison serait complète après 4 ou 5 injections.

Il nous semble que, vouloir inférer de ce fait que l'arsenic à doses massives agit mieux que l'arsenic à doses plus timides, que la chorée est syphilitique est une conclusion hardie que les faits sont loin de justifier. Trouver dans les antécédents héréditaires des choréiques de la syphilis est chose assez banale ; on sait combien les maladies infectieuses des parents, même lorsqu'elles ne sont point transmises directement aux descendants, amoindrissent la résistance nerveuse de l'enfant et le prédisposent aux localisations nerveuses des infections. C'est, nous semble-t-il, vouloir méconnaître toutes les causes de la débilitation nerveuse que d'attribuer à l'arsénobenzol dans ce cas une action antisyphilitique directe et c'est méconnaître l'action si bien démontrée de l'arsenic sur les chorées que de faire de ce traitement, lorsqu'il est efficace, une pierre de touche, pour le diagnostic étiologique ou de supposer qu'il ne peut agir que comme destructeur du parasite. Talent conclut d'ailleurs que le néosalvarsan agit dans la chorée comme dérivé arsenical et non comme antisyphylitique.

ACTION PHYSIOLOGIQUE DE L'ARSENIC ET DE L'ANTIPYRINE.

Il est intéressant de savoir quelle peut être l'action physiologique des deux médicaments que nous avons vus le plus communément employés : l'arsenic et l'antipyrine.

L'arsenic, d'après les expériences de Sidney, Ringer, Murrell en doses convenables donne des résultats différents suivant la quantité de toxique employé : l'affaiblissement, de la sensibilité apparaît en premier lieu, viennent ensuite l'affaiblissement de la motilité et du pouvoir excito-réflexe et volontaire, enfin, disparition de la sensibilité, réflexe et paralysie. Sous forme d'acide arsénieux, on obtient rapidement la paralysie du système nerveux central. On diminue l'action toxique de ce composé, en nuisant peu à son action thérapeutique en le donnant sous forme de beurre arsenical.

Si l'on injecte une solution d'acide arsénieux sous la peau, il n'y a aucune trace d'action caustique locale mais, si la mort ne survient pas trop rapidement on trouve à l'examen post-mortem une inflammation intense de l'*estomac* et du *duodénum*. Les effets caustiques ne se produisent que tardivement sur place ou à distance. Cela semble indiquer que le principe actif se produit au contact des tissus, et des tissus vivants uniquement. Il est probable que l'acide arsénieux subit une série d'oxydations et de réductions successives au contact des tissus dont la nutrition est très active. On s'expliquerait ainsi sa localisation et sa prédominance toxique dans les appareils glandulaires de l'intestin, dans le tissu nerveux, dans le foie. Il s'élimine surtout par le foie et les reins (*Dictionnaire de thérapeutique*).

Si l'on injecte de l'*antipyrine* en solution dans les veines d'un lapin (0 gr. 07 par kilogramme) on provoque un état cataleptique curieux : On observe une rigidité musculaire qui n'empêche point les mouvements volontiares. « Dès que la volonté actionne un muscle la rigidité disparaît pour reparaître dès que le mouvement volontaire a été exécuté. »

Gley et Caravias ont montré que, à faibles doses, l'antipyrine diminue l'excitabilité réflexe, tandis qu'à fortes doses, elle l'augmente : 10 grammes d'antipyrine par jour augmentent l'incoordination motrice des ataxiques (Obs. de Lépine).

Cette augmentation de l'excitabilité réflexe se fait encore sentir après la section de la moelle, elle est donc d'origine médullaire.

Enfin les recherches de Lauder Brunton ont montré que si l'antipyrine diminue les réflexes à la douleur, elle exalte le sens du tact.

Il faut parler aussi d'un médicament qui, bien que moins employé, donne d'heureux résultats :

De grands cliniciens, frappés de l'hypotonie musculaire et de la diminution de la force du ou des membres atteints eurent l'idée de donner de la *strychnine* à doses croissantes jusqu'à obtention d'une légère rigidité musculaire. Trousseau le premier à notre connaissance, employa cette médication, Hammond déclare en avoir eu de bons résultats et nous pouvons dire que dans notre pratique personnelle, les résultats obtenus par la médication strychnée, dans certains cas, ont été tout à fait probants. Il est évident que ces cas auxquels nous faisons allusion, sont choisis parmi les chorées organiques avec hypotonie et non des chorées psycho-névroses que ce traitement risquerait au contraire, d'exaspérer.

Voici comment Hammond prescrit la strychnine ; pour des enfants de 10 à 15 ans, on dissout 10 centigrammes de strychnine dans 30 grammes d'eau et on donne V gouttes de cette solution, trois fois par jour. Cette quantité représente 1 milligramme environ de produit actif.

Le lendemain, la dose sera portée à VI gouttes, le surlendemain à VII, le 4e jour à VIII et ainsi de suite jusqu'à ce que les effets physiologiques du médicament, c'est-à-dire la raideur des jambes et de la nuque soit obtenus ; cet auteur insiste sur les susceptibilités individuelles qui ne permettent à l'effet de se produire qu'avec des doses relativement très variables.

Nous ne saurions assez recommander de bien tâter le terrain et de ne point chercher à atteindre trop vite les états de rigidité musculaire, seuil extrême de la médication qui, chez certains, ne sont qu'un cri d'alarme, et chez d'autres, font déjà partie du cortège d'accidents toxiques plus graves et qui peuvent occasionner au patient un état morbide accentué.

TRAITEMENTS HABITUELLEMENT ORDONNÉS PAR QUELQUES MÉDECINS D'ENFANTS.

Quelques-uns des maîtres en médecine infantile ont bien voulu nous indiquer le traitement qu'une longue pratique leur a permis de considérer comme efficace.

Le professeur Gilbert Ballet conseille d'aliter les malades dans les formes moyennes et graves.

Il prescrit habituellement les préparations arsenicales et dans les formes graves, l'antipyrine que l'on devra donner à doses élevées en surveillant de près l'état du malade.

M. Barbier, insistant sur le nombre considérable de choréiques qui présentent une cutiréaction positive les considère surtout comme des sujets débilités et fragiles : il les met au repos le plus complet possible, soigne leur alimentation, pratique la rééducation motrice et donne de l'antipyrine à doses moyennes.

M. Comby, pour les enfants de 7 à 15 ans, recommande :

1° Repos absolu au lit pendant quinze jours avec isolement relatif.

2° **Régime lacté absolu ;** une tasse de lait de 200 grammes toutes les deux heures. A partir du 10° jour, quand l'enfant ne prendra plus d'arsenic, le lait sera remplacé par le régime lacto-végétarien.

3° **Prendre** par cuillerée à soupe, de 2 heures en 2 heures avant chaque tasse de lait la potion suivante :

Liqueur de Boudin	5 grammes
Julep gommeux	120 grammes.

Le 2° jour, on fait absorber dans les mêmes conditions un julep gommeux renfermant 10 grammes de liqueur de Boudin.
Le 3° jour, 15 grammes.
Le 4° jour, 20 grammes.
Le 5° jour, 25 grammes,
puis on diminue la dose de 5 grammes par jour ; le traitement dure ainsi neuf jours.

4° **Si** au cours du traitement il survient des vomissements, suspendre la médication pendant une demi-journée. Si les vomissements se renouvellent arrêter le traitement arsenical. En agissant ainsi, on évite toute possibilité d'accidents sérieux.

Pour les enfants de 5 à 7 ans, M. Comby commence par 3 grammes de liqueur de Boudin, puis donne successivement 6, 9, 12, 15, 12, 9, 6, 3 grammes les jours suivants.

S'il s'agit d'enfants de moins de 5 ans, il commence par 2 gr. et donne successivement 4, 6, 8, 10, 8, 6, 4, 2 grammes.

M. le professeur Hutinel vante les bienfaits de l'isolement d'abord, ensuite il donne aux chorées légères de l'antipyrine et aux formes plus graves de l'arsenic suivant les posologies et les préparations généralement admises.

Il n'admet pas que l'action favorable du traitement arsénical puisse être une preuve de l'origine syphilitique de la chorée.

Le professeur agrégé Laignel-Lavastine estime que chacun des traitements habituellement proposés sont bons, mais qu'il est de toute importance avant d'agir, de savoir exactement en face de quelle variété de chorée, on se trouve et à quelle période de la maladie, on est consulté. Il se montre éclectique sur le choix des médicaments classiquement employés. Le repos et la rééducation des mouvements doivent venir à leur temps.

M. Lesage s'associe aux opinions généralement admises sur le traitement de la chorée par l'antipyrine ou les sels d'arsenic. Il ajoute que de nombreuses chorées se trouvent améliorées par le traitement gastro-hépatique et qu'il ne faut pas hésiter, dans les cas où le petit choréique a des selles irrégulières, un teint bilieux, de la flatulence gastrique à instituer le traitement suivant où les médicaments se donnent par périodes de trois jours.

1° Alimentation ordinaire réduite.

2° a) Pendant une période de trois jours, 1 verre d'huile d'olive à jeun avant le repas du matin.

b) Pendant une deuxième période de trois jours 1/4 de centigramme de calomel.

c) Pendant une troisième période de trois jours, 1 verre d'eau de Vichy Grande Grille tiède avant le repas de midi.

d) Pendant une quatrième période de trois jours, une tartine de miel soufré du Codex.

e) Pendant une cinquième période de trois jours 15 à 20 gouttes de teinture de Boldo, qu'on peut remplacer par du salycilate de soude à la dose de 20 à 30 centigrammes, celui-ci agissant comme désinfectant.

Le professeur Marfan qui, le premier, préconisa le repos au lit, prescrit habituellement le salicylate de soude, non pas que ce médicament agisse directement sur les symptômes choréiques, mais parce qu'il traite le rhumatisme habituellement associé et prévient ainsi un grand nombre des complications habituelles de la chorée.

Étant donné qu'il est démontré que très peu du médicament introduit par voie buccale peut être retrouvé dans le liquide céphalo-rachidien, il a dans certains cas graves, tenté l'introduction d'une solution isotonique de salicylate de soude dans le canal rachidien. Les réactions vives que produit cette médication ne peuvent rendre son emploi d'un usage courant, mais ces réactions sont passagères et les bons effets qui ont semblé en résulter, permettent de supposer que cette technique peut être à même de rendre des services.

Formes graves.

On peut dire qu'il s'agit d'une forme grave de la chorée lorsque, en dehors de toute complication, la nutrition, le sommeil sont modifiés et que les téguments, perpétuellement frottés contre les draps du lit permettent aux infections secondaires de venir compliquer les plaies qui se font aux coudes, à la région fessière, aux talons, aux genoux.

Que peut-on demander à l'hydrothérapie ? Nous croyons pouvoir dire que celle-ci est à peu près inefficace dans ces cas de chorée grave soit que l'on mette l'enfant dans des bains prolongés, soit qu'on le laisse plus ou moins longtemps dans un drap mouillé. Il semble même qu'il y ait des inconvénients car la peau amollie par le séjour prolongé dans l'eau ou dans les linges humides s'excorie plus facilement.

Le principal moyen de traitement de la chorée : le repos est impossible à appliquer puisque ces petits malheureux se jettent à bas du lit, se débattent contre tous les moyens de contention, passent des nuits sans sommeil. L'amaigrissement est très rapide, il est important d'agir et d'agir vite.

Il est rare, dans ces cas, que les médications que nous avons déjà passé en revue suffisent à atténuer les effets de la maladie. Il faudra s'adresser alors, soit à des doses plus fortes des médicaments précités, nous ne le conseillons point, soit à des médicaments d'un autre ordre dont il faudra surveiller soigneusement l'application en sachant bien qu'on lutte contre un état alarmant avec des armes qui peuvent être dangereuses.

L'émétique fut préconisé par Laënnec, Gillette et Bonfils.

Gillette, l'administrait par séries de trois jours espacées de cinq ou six jours. Dans une première série, il donnait :

> 0 gr. 20 centigr. d'émétique le 1ᵉʳ jour.
> 0 gr. 30   »   »   » 2ᵉ jour.
> 0 gr. 40   »   »   » 3ᵉ jour.

Cinq jours après, dans une 2ᵉ série :

> 0 gr. 40 centigr. d'émétique le 1ᵉʳ jour.
> 0 gr. 50   »   »   » 2ᵉ jour.
> 0 gr. 60   »   »   » 3ᵉ jour.

Si cela ne suffit pas, cinq jours plus tard :

      0 gr. 50 centigr. d'émétique le 1er jour.
      0 gr. 60   »   »   » 2e jour.
      0 gr. 70   »   »   » 3e jour.

Après ces trois séries, il faut laisser reposer le malade pendant au moins une semaine puis reprendre avec des doses de plus en plus élevées comme précédemment.

Suivant Fabel, ce traitement est toujours efficace « il jugule les chorées les plus rebelles. »

Malheureusement, il n'est pas sans danger si le tube digestif n'est pas en parfait état. On voit alors survenir les accidents graves du choléra stibié ou une dépression exagérée de la tension artérielle.

Le *chloral* fut préconisé par Joffroy et Cadet de Gassicourt. Il se donne dans de la gelée de groseille après chacun des 3 repas à la dose de 4 grammes par jour au-dessus de 10 ans.

Il est à prescrire chez les cardiaques ; c'est un médicament dépresseur du cœur.

Quand on a ainsi obtenu un calme relatif on peut selon les conseils de Cadet de Gassicourt maintenir et accentuer ce calme par les bromures : « leur vrai rôle semble être de continuer l'action du chloral ».

L'*hédonal* fut employé par Martinez Vargaz qui signale deux cas de guérison de chorée rebelle par ce médicament à la dose de 2 grammes le soir en cachets.

Avec le *trional* Weill eut deux cas de guérison, 1 gramme à 2 grammes le soir en cachets.

Le *bromure de camphre* est préconisé par Brossard dans sa thèse. On débute par 2 capsules de 0 gr. 20 centigrammes et on suit une progression telle qu'on soit à la dose de 9 capsules le 10e jour, puis on diminue progressivement.

Mais l'*opium* à doses élevées est le médicament de choix dans les cas ou l'agitation incessante met la vie du malade en danger.

Au-dessus de 10 ans on pourra en surveillant de très près le malade, administrer le laudanum du Codex à raison de dix gouttes le premier jour, vingt gouttes le second jour et vingt-cinq gouttes le troisième jour, puis suspendre.

En injections hypodermiques on aura recours aux ampoules

de l'antopon d'un centimètre cube. Une injection en dose massive dans les 24 heures.

Nous répétons que chez les enfants et les adolescents jeunes cette médication ne doit être donnée qu'avec les plus extrêmes réserves et en pleine connaissance de cause.

Traitement des complications.

Les principales complications pour lesquelles le médecin devra intervenir sont les *troubles cardiaques* et les *paralysies*.

Nous n'entendons point par complications cardiaques de la chorée, les endocardites, les myocardites, les péricardites qui évoluent en même temps que la chorée et qui semblent être des localisations différentes d'une même cause pathogène, mais bien des complications telles que la *chorée du cœur* qui inquiète par la rapidité des pulsations et l'arythmie cardiaque qu'elle engendre.

A côté des différentes médications de la chorée que l'on jugera bon d'appliquer, il ne faut pas oublier de surveiller attentivement *l'état du cœur* et il faudra savoir administrer les toniques cardiaques de façon opportune. L'application de vessies de glace sur la région précordiale pourra aussi rendre des services.

Les paralysies post-choréiques sont assez fréquentes, mais elles conservent toujours un cachet de bénignité qui décommande toute thérapeutique dangereuse. Les moyens physiques : massage, électricité, seront d'utiles adjuvants pour hâter la guérison. Celle-ci survient en quelques semaines, rarement elle met plus longtemps, souvent elle est plus rapide.

Si les *complications infectieuses* à porte d'entrée cutanée par excoriation ne sont pas fréquentes dans les chorées d'intensité moyenne, il faut savoir que dans les chorées graves, la mort a pu être l'aboutissant de ces infections secondaires survenant chez des individus dénourris, fatigués. Certaines excoriations insignifiantes ont pu être le point de départ de phlegmons diffus, il importe de se souvenir seulement que les plaies des choréiques ne doivent pas être traitées d'une façon légère, il est indispensable de revêtir d'un pansement aseptique, une plaie cutanée si minime soit-elle.

- 19 -

Les troubles mentaux de la chorée ne peuvent être traités
d'une façon uniforme. Tantôt on aura affaire à des troubles
d'excitation intellectuelle passagers sans aucune gravité. Tantôt
les troubles comporteront un tout autre pronostic de durée et
comme l'écrivait Seglas en 1887 : quels que soient les troubles.
il importe « de ne jamais perdre de vue le terrain particulier
sur lequel on se trouve. »

C'est l'étude de ce terrain qui permettra à l'aliéniste de faire
une division des troubles mentaux des choréiques. Dans quelques cas, tous les symptômes de la confusion mentale halluci-
natoire, traduisent un état toxi-infectieux cérébral et spinal ; le
traitement consistera à faire suivre au malade. un régime sévère. à le mettre dans une pièce bien aérée et sous la surveil-
lance continuelle d'une garde-malade. Il faudra s'abstenir d'user
de calmants trop énergiques, dont la toxicité doit faire bannir
l'emploi. Dans d'autres cas, la chorée alternera avec des troubles mentaux ou coexistera avec eux : il s'agit alors de troubles
mentaux d'un autre caractère qui n'ont plus l'allure de troubles
toxi-infectieux et qui se rangent dans les différents incidents que
peuvent présenter les psycho-névropathes, obsessions, phobies,
etc., etc.

Ceux-ci accompagnent les chorées chroniques. à récidives, de
longue durée. ils ne sont point dûs à l'intensité de l'infection, et
partant ne relèvent plus d'une diététique aussi sévère, ils sont
bien le fruit d'un terrain tout spécialement prédisposé : la chorée comme les états mentaux qui l'accompagnent. relève de la
thérapeutique générale des maladies mentales.

Dans la *chorée des femmes enceintes*, il apparaît que le meilleur traitement consiste à isoler celles-ci d'une contagion visuelle
possible. et si la maladie semble se confirmer, il faudra demander à l'isolement, au repos, au régime lacté ou lacto-végétarien, de suppléer à la pauvreté voulue de la thérapeutique.

Paris. — Typ. A. Davy, 52, rue Madame. — Téléphone Sarc-01.19.

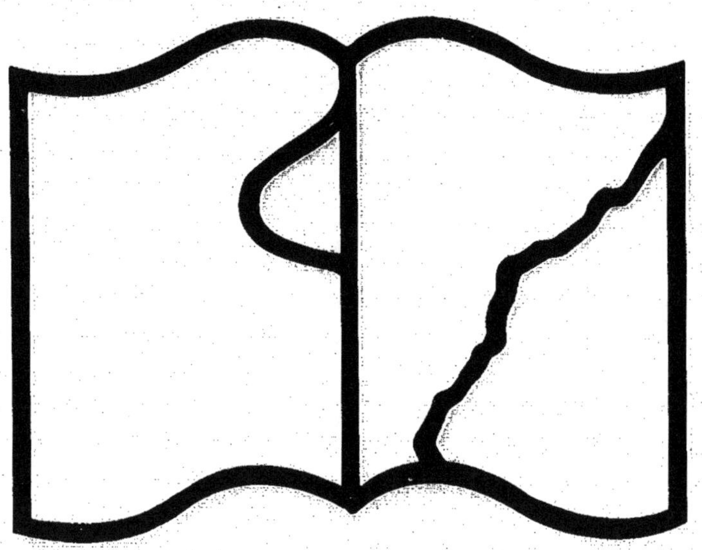

Texte détérioré — reliure défectueuse

NF Z 43-120-11

9 782013 548519